Liliya Logoyda
Yuliya Kondratova
Dmytro Korobko

Desenvolvimento de métodos para a determinação do bisoprolol em comprimidos

Liliya Logoyda
Yuliya Kondratova
Dmytro Korobko

Desenvolvimento de métodos para a determinação do bisoprolol em comprimidos

Monografia

ScienciaScripts

Cover image: www.ingimage.com

This book is a translation from the original published under ISBN 978-620-2-07666-1.

Publisher:
Sciencia Scripts
is a trademark of
Dodo Books Indian Ocean Ltd. and OmniScriptum S.R.L publishing group

120 High Road, East Finchley, London, N2 9ED, United Kingdom
Str. Armeneasca 28/1, office 1, Chisinau MD-2012, Republic of Moldova, Europe
Printed at: see last page
ISBN: 978-620-7-93913-8

MONOGRAFIA

DESENVOLVIMENTO E VALIDAÇÃO DE MÉTODOS PARA A DETERMINAÇÃO DO BISOPROLOL EM FORMAS DE DOSAGEM DE COMPRIMIDOS

Desenvolvimento e validação de métodos para a determinação do bisoprolol em formas de dosagem de comprimidos

Liliya Logoyda[1] , Yuliya Kondratova[2] , Dmytro Korobko[1]

[1]Departamento de Química Farmacêutica, Faculdade de Farmácia, I. Horbachevsky Ternopil State Medical University, Ternopil City, Ucrânia.

[2]Laboratório Central de I&D JSC Farmak, Cidade de Kiev, Ucrânia.

ÍNDICE DE CONTEÚDOS:

***Correspondência:**

Dra. Liliya Logoyda, Departamento de Química Farmacêutica, Faculdade de Farmácia, I. Horbachevsky Temopil State Medical University, Temopil City, Ucrânia.

correio eletrónico: logojda@tdmu.edu.ua

CAPÍTULO 1. INTRODUÇÃO

O número de medicamentos introduzidos no mercado farmacêutico está a aumentar todos os anos. Estes medicamentos podem ser novas entidades ou modificações estruturais parciais de outras já existentes. O objetivo de qualquer medição analítica é obter dados consistentes, fiáveis e precisos. Atualmente, a análise farmacêutica é dominada por métodos de análise físico-químicos, dos quais os mais fiáveis são os métodos de análise cromatográfica. Os métodos cromatográficos permitem efetuar a determinação qualitativa e quantitativa de API.

O bisoprolol é um agente bloqueador dos adrenoceptores sintético, betal-seletivo (cardiosselectivo), sem atividade estabilizadora da membrana significativa ou atividade simpaticomimética intrínseca na sua gama de dosagem terapêutica. O nome químico do fumarato de bisoprolol é l-(propan-2-ilamino)-3-[4-(2-propan-2-iloxietoximetil) fenoxi]propan-2-ol (Fig. 1). Os dois substituintes presentes na posição para do anel benzénico podem ser a razão da sua seletividade para os receptores β1-adrenérgicos. O efeito mais proeminente do fumarato de bisoprolol é o efeito cronotrópico negativo, resultando numa redução da frequência cardíaca em repouso e em exercício. Verifica-se uma diminuição do débito cardíaco em repouso e em exercício, com poucas alterações observadas no volume sistólico, e apenas um pequeno aumento da pressão auricular direita ou da pressão capilar pulmonar em repouso ou durante o exercício.

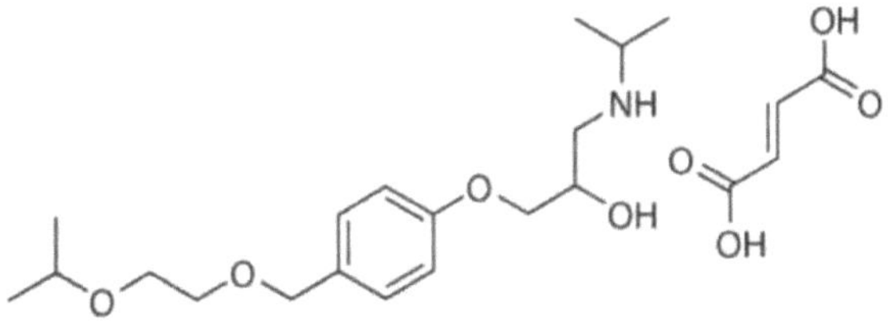

Fig. 1: Estrutura química do fumarato de bisoprolol

Foi efectuada uma pesquisa bibliográfica e foram descritos vários métodos para a determinação do fumarato de bisoprolol, tais como a espetrofotometria e a cromatografia líquida. No entanto, não existe uma HPLC rápida e sensível para a determinação do bisoprolol na sua forma de dosagem em comprimidos.

Este novo método proposto contribui para uma estimativa rápida, forma de pico correcta, precisa, simples e rápida, utilização de volumes de amostra mais pequenos e acetonitrilo e solução tampão fosfato pH 7,0 como fase móvel, o que é económico quando comparado com outros métodos existentes.

O presente trabalho teve por objetivo desenvolver um método simples, rápido, sensível e específico para a determinação do fumarato de bisoprolol na sua forma de dosagem em comprimidos, de acordo com as directrizes Q2 (Rl) da CIH.

CAPÍTULO 2. DESENVOLVIMENTO E METODOLOGIA PARA A IDENTIFICAÇÃO DO BISAPROLOL EM FORMAS DE DOSAGEM DE COMPRIMIDOS

MATERIAIS E MÉTODOS: O fumarato de bisoprolol foi obtido como oferta da Farmak pharmaceuticals (Kiev, Ucrânia).

Equipamento analítico

Balança AVT-120-5D, recipiente de medição de vidro e reagentes que cumprem os requisitos da SPU. O ensaio de TLC foi efectuado com gel de sílica, placas cromatográficas 60 F254 "Merck" (Alemanha) e "Sorbfil" (Rússia).

Preparação da amostra para o bisoprolol

A uma amostra de comprimidos ou pó, equivalente a 5,00 mg de bisoprolol, adicionar 5,0 ml de *metanol R* e diluir com *metanol R* até 10,0 ml, homogeneizar e filtrar.

Solução de referência. 5,00 mg de amostra-padrão da farmacopeia SPU de bisoprolol dissolvidos em *metanol R* e diluir com o mesmo solvente até 10,0 ml.

Fase móvel: *amoníaco (25%)-propanol (30: 70).*

Amostras que são aplicadas: 5 pl, aplicada a solução de teste e as soluções de investigação.

Num percurso de 10 cm a partir da linha de partida.

Deteção: exame à luz ultravioleta a 254 nm.

O presente estudo avaliou os diferentes extractos solventes de bisoprolol por cromatografia em camada fina TLC. O cromatograma obtido com a solução de teste detecta no ponto principal manchas da substância básica no cromatograma obtido com a solução de referência, correspondentes em tamanho e cor. Foram investigadas várias fases móveis (sistema solvente) para identificar a escolha óptima para a investigação do bisoprolol por TLC em medicamentos. Os factores de mobilidade no estudo do bisoprolol em fases móveis estão listados na (Tabela 1).

Quadro 1: Características cromatográficas do bisoprolol em diferentes sistemas de solventes

Fase móvel	Fase estacionária (placa) Rf	O limite de deteção, microgramas	Deteção em luz ultravioleta	Deteção em luz ultravioleta

	em "Sorbfil"		a 254 nm	a 365 nm
clorofórmio-metanol (9: 1)	0.85	0.4	violeta	azul
clorofórmio-etanol (8: 2)	0.80	0.4	violeta	azul
clorofórmio-etanol-amoníaco (25%) (4: 4: 2)	0.76	0.4	violeta	azul
n-butanol-metanol (3:2)	0.68	0.4	violeta	azul
amoníaco (25%)-propanol (30:70)	0.47	0.4	violeta	azul
clorofórmio-etanol-amoníaco (25%) (20: 5: 1)	0.78	0.4	violeta	azul
acetato de etilo - etanol amoníaco (25%) (4: 4: 2)	0.89	0.4	violeta	azul
n-butanol-ácido acético-água (40: 10: 10)	-	-	-	-
n-butanol-ácido acético-água (40: 10: 20)	-	-	-	-

Verificámos que, para a identificação por TLC, utilizámos um solvente sensível de todos os solventes investigados. Foi estabelecido que o Rf mais ótimo foi observado utilizando fases móveis para o bisoprolol:

amoníaco (25%) - propanol (30: 70). O limite de deteção do bisoprolol neste sistema é de 0,4 mcg. A análise foi considerada provável, apesar dos requisitos do teste "Verificar a adequação do sistema cromatográfico". Verificação da adequação do sistema cromatográfico.

O sistema cromatográfico é considerado adequado quando:

- O cromatograma obtido com a solução de referência apresenta uma mancha bem visível;

O ponto de princípio Rf no cromatograma obtido com a solução de referência é de cerca de 0,6.

Estudámos previamente o comportamento dos comprimidos de placebo em termos de métodos de identificação do bisoprolol. Foi estabelecido que os excipientes fazem parte dos comprimidos e não afectam a sensibilidade e a especificidade da deteção do bisoprolol. Os métodos analíticos validados desempenham um papel importante na consecução deste objetivo.

Os resultados da validação de métodos podem ser utilizados para avaliar a qualidade, fiabilidade e consistência dos resultados analíticos, o que constitui uma parte integrante de qualquer boa prática analítica. A validação de métodos analíticos é também exigida pela maioria dos regulamentos e normas de qualidade que afectam os laboratórios. Muitas vezes, existe um desfasamento entre a data de introdução de um medicamento no mercado e a data da sua inclusão nas farmacopeias. Isto acontece devido às possíveis incertezas na utilização contínua e alargada destes medicamentos, aos relatos de novas toxicidades, ao desenvolvimento de resistência por parte dos doentes e à introdução de medicamentos melhores por parte da concorrência. Nestas condições, as normas e os procedimentos analíticos para estes medicamentos podem não estar disponíveis nas farmacopeias. Existe, por conseguinte, a possibilidade de desenvolver métodos analíticos mais recentes para esses medicamentos. De acordo com o SPU e com a Nota de orientação sobre a validação de procedimentos analíticos: texto e metodologia (CPMP/ICH/381/95), os testes de identificação devem ser validados para determinar características como a especificidade e a adequação do sistema cromatográfico. A diferença máxima dos valores de Rf na mesma placa (para duas séries de placas) não deve exceder o valor de

0,02. Inicialmente, as placas eram testadas de acordo com os requisitos da SPU relativos à resolução cromatográfica. Ao verificar a estabilidade da solução no momento em que iniciámos a cromatografia do bisoprolol, a solução de ensaio recém-preparada manteve-se durante 30 minutos. A avaliação visual das manchas quanto ao tamanho e à intensidade da coloração confirma que estas aparecem claramente como soluções acabadas de cozer e temperadas no tempo (para placas de séries diferentes). As soluções mantiveram-se estáveis ao longo do tempo e novas zonas foram identificadas. Assim, explorámos as características de validação - especificidade e idoneidade do sistema cromatográfico que cumpriu, os critérios de elegibilidade estabelecidos pela SPU. O objetivo de qualquer medição analítica é a obtenção de dados consistentes, fiáveis e precisos. A validação de métodos analíticos é uma questão importante na indústria farmacêutica para controlar a qualidade, o desenvolvimento e o registo de medicamentos. Simplesmente, é utilizada para justificar o método analítico, os métodos apresentados como parte de um pedido de registo de um novo medicamento, a bioequivalência e a biodisponibilidade estudos, e para a análise de medicamentos como matéria-prima ou nas suas formas de dosagem. Por conseguinte, o presente estudo forneceu um método adequado e exato para a determinação do bisoprolol, que tem um potencial significado prático.

CAPÍTULO 3. DESENVOLVIMENTO E VALIDAÇÃO DO MÉTODO HPLC-DAD PARA A DETERMINAÇÃO DO BISOPROLOL EM FORMAS DE DOSAGEM DE COMPRIMIDOS

MATERIAIS E MÉTODOS

Produtos químicos e reagentes

O fumarato de bisoprolol foi obtido como oferta da Farmak pharmaceuticals (Kiev, Ucrânia). O acetonitrilo de grau HPLC, a trietilamina, o fosfato de amónio e o ácido ortofosfórico foram obtidos da Merck pharamaceticals.

Instrumentação e condições cromatográficas

Sistema ACQUITY Arc, coluna Waters Symmetry C18 (3,9 mm i.d. X 150 mm, 5 µm). A separação cromatográfica foi efectuada à temperatura ambiente (22°C - 25°C). O composto foi separado isocraticamente com uma fase móvel constituída por acetonitrilo e solução tampão de fosfato pH 7,0 (25/75, *v/v)* a um caudal de 1,4 mL/min com um volume de injeção de 10 µL. O efluente foi monitorizado espectrofotometricamente no comprimento de onda de 226 nm.

Preparação da fase móvel

Para preparar a solução tampão de fosfato pH 7,0: dissolver 6,60 g de fosfato de amónio em 980 ml de água, adicionar 2,0 ml de trietilamina, fixar o pH da solução no valor (7,0 ± 0,05) com ácido fosfórico e, em seguida, adicionar o volume da solução com água P a 1000,0 ml e misturar.

Soluções padrão de reserva

As soluções-mãe primárias de fumarato de bisoprolol foram preparadas diariamente, separadamente, dissolvendo 25 mg de cada uma em balões volumétricos de 250 ml (0,1 mg/ml) na fase móvel. Os limites do intervalo de aplicação do procedimento foram determinados entre 70% e 130% da concentração nominal de fumarato de bisoprolol (0,1 mg/ml) na solução de teste.

Procedimentos

As soluções padrão foram preparadas por diluição da solução padrão de reserva com a fase móvel. Foram efectuadas injecções triplicadas de 20,0 μL para cada concentração e cromatografadas nas condições acima descritas. A área do pico de cada concentração foi traçada contra a concentração correspondente para obter o gráfico de calibração e a equação de regressão foi calculada.

Análise da forma de dosagem

Pesaram-se com exatidão vinte comprimidos de bisoprolol e calculou-se o peso médio. Pesou-se com precisão uma porção de comprimido, pó equivalente a 10 mg de fumarato de bisoprolol e transferiu-se para um balão volumétrico de 100 ml, ao qual se adicionaram 50 ml de solvente (água-acetonitrilo 80:20 v/v) e se procedeu à sonicação durante 15 minutos. O solvente (água-acetonitrilo 80:20 v/v) foi ajustado até à marca. A solução foi filtrada com um filtro de nylon de 0,45 pm. A quantidade presente no comprimido foi calculada a partir do gráfico de calibração traçado ou utilizando a equação de regressão. Depois de definir as condições cromatográficas e estabilizar o instrumento para obter uma linha de base estável, a solução de amostra foi carregada no loop de amostra fixo de 10 µl da porta de injeção.

Validação do método

Uma vez estabelecidas as condições cromatográficas e experimentais, o método foi validado no que respeita à especificidade, linearidade, precisão, exatidão, robustez, limite de deteção (LOD) e limite de quantificação (LOQ), de acordo com as directrizes ICH Q2 (Rl).

Parâmetros de adequação do sistema

Os sistemas cromatográficos utilizados para a análise devem ser aprovados na adequação do sistema antes de se iniciar a experiência. Em primeiro lugar, o sistema HPLC é estabilizado durante quarenta minutos. Injetar a preparação do branco (injeção única) e a preparação do padrão (seis réplicas) e registar os cromatogramas para avaliar os parâmetros de adequação do sistema, tais como o fator de cauda, a contagem teórica das placas e o tempo de retenção. Foram estudados os parâmetros como o fator de cauda, a % de RSD e as placas teóricas.

Linearidade

Foi preparada uma solução-mãe padrão do fumarato de bisoprolol (0,1 mg/ml) com a fase móvel. Para estudar a gama de linearidade dos fármacos, foram efectuadas diluições em série a partir da solução-mãe padrão.

Especificidade

A especificidade de um método analítico é a sua capacidade de medir com exatidão e especificidade a substância a analisar, sem interferência do placebo e dos produtos de degradação. A especificidade do método foi estabelecida injectando o branco, o placebo e a solução padrão em triplicado e registando os cromatogramas.

Precisão

A precisão do método foi determinada pela repetibilidade (intradiária) e pela precisão intermédia (interdiária). A repetibilidade foi determinada através da realização de seis análises repetidas da mesma solução de trabalho de fumarato de bisoprolol no mesmo dia, sob as mesmas condições experimentais. A precisão intermédia do método foi avaliada através da realização da análise em dias diferentes e também por outro analista que efectuasse a análise no mesmo laboratório (entre analistas).

Exatidão

A exatidão de um método é definida como a proximidade de um valor medido em relação ao valor real. Os estudos de recuperação foram efectuados a 70-130 % do nível-alvo no comprimido, em triplicado, na presença de placebo.

Robustez

A robustez foi determinada através da análise da mesma amostra numa variedade de condições. Os factores considerados foram: variações no caudal, comprimento de onda de deteção e composição da fase móvel. Não se registaram alterações significativas no padrão cromatográfico quando se efectuaram as modificações acima referidas nas condições experimentais, demonstrando assim que o método é robusto. A % RSD do fumarato de bisoprolol não deve ser superior a 2,0 %.

LOD e LOQ

O limite de deteção é a concentração mais baixa de uma amostra que pode ser detectada, mas não necessariamente quantificada, nas condições experimentais estabelecidas. O limite de quantificação é a concentração mais baixa da substância a analisar numa amostra que pode ser determinada quantitativamente com precisão e exatidão adequadas.

RESULTADOS E DISCUSSÃO

Desenvolvimento e otimização de métodos

O método RP-HPLC foi desenvolvido para fornecer um procedimento específico para a análise rápida do controlo de qualidade do fumarato de bisoprolol. Para encontrar as condições de HPLC adequadas para a separação do fármaco examinado, foram experimentadas várias colunas de fase reversa, sistemas de fase móvel isocráticos e gradientes, e foram efectuadas tentativas bem sucedidas utilizando uma coluna cromatográfica RP-C18 Symmetry C18 (3,9 mm i.d. X 150 mm, 5 μm) e uma fase móvel composta por acetonitrilo: solução tampão fosfato pH 7,0 na proporção de 25:75 v/v, a um caudal de 1,4 ml/min com λ_{max} a 226 nm. Sob os parâmetros de HPLC descritos, o respetivo composto foi claramente separado e os seus picos correspondentes foram desenvolvidos de forma nítida a um Rt razoável de 2,09 min, como se mostra na (Fig. 2). Estudos anteriores mostram um Rt superior a 2,09, o que significa que o método desenvolvido é mais rápido. As condições cromatográficas óptimas e os parâmetros de adequação do sistema estão tabelados na Tabela 2.

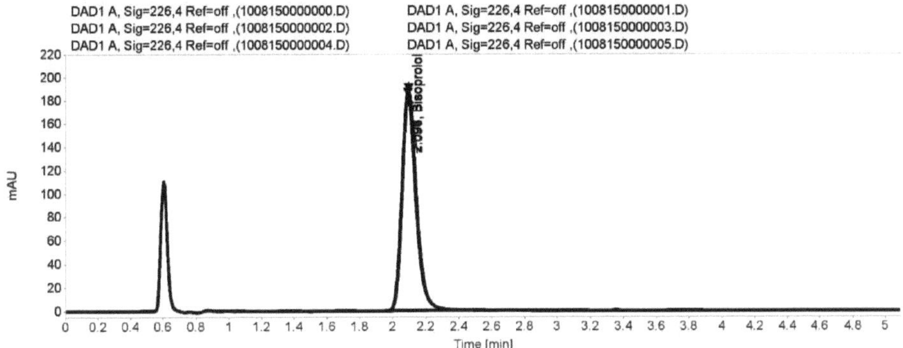

Fig 2: Cromatograma representativo do fumarato de bisoprolol USP (0,1 mg/ml) utilizando deteção UV a 226 nm

Tabela 2: Condições cromatográficas optimizadas

Parâmetro	Condições cromatográficas
Instrumento	Sistema ACQUITY Arc
Coluna	Coluna Waters Symmetry C18 (3,9 mm i.d. X 150 mm, 5 μm)
Fase móvel	Acetonitrilo: solução tampão de fosfato pH 7,0 (25/75, v/v)
Caudal	1,4 ml/min
Comprimento de onda de deteção	UV a 226 nm
Tempo de execução	10 min

Temperatura da coluna	35°C
Volume do circuito de injeção	10µl
Tempo de retenção	2.09 min

*= número de 5 determinações.

Adequação do sistema

De acordo com a Farmacopeia Americana (USP), os testes de adequação do sistema são parte integrante dos métodos de cromatografia líquida. São utilizados para verificar se a resolução e a reprodutibilidade do sistema cromatográfico são adequadas para a análise a efetuar. No caso do método HPLC, foi utilizado para verificar a eficiência da coluna (N), o fator de seletividade (resolução) e a reprodutibilidade do sistema cromatográfico. Foram calculados parâmetros como a resolução (Rs), a simetria dos picos, o fator de capacidade (K) e o fator de seletividade (a), como se mostra na Tabela 3. Todos os valores estão bem dentro dos limites.

Quadro 3: Parâmetros analíticos para o ensaio de adequação do sistema de HPLC

Parameters	Reference	Bisoprolol fumarate
Retention time (min)	---------	2.09
Resolution (R)	R >2	---------
Selectivity factor (α)	> 1	
K' (Column capacity)	0.1- 10 acceptable	
Symmetry	______	
Tailing Factor (T)	≤ 2	1.12
N (column efficiency)	Increases with efficiency of the separation	12215
Height equivalent theoretical plates (HETP)	The smaller the value, the higher the column	0.012

efficiency =L/N

VALIDAÇÃO DO MÉTODO

Linearidade

Foi construída uma curva de calibração que representa a relação entre as concentrações dos fármacos e a área do pico. Em triplicado, foi calculada a equação de regressão linear. Os resultados da determinação cromatográfica de nove soluções modelo de fumarato de bisoprolol são apresentados na Tabela 4. O gráfico de calibração do fumarato de bisoprolol é apresentado na (Fig. 3) e as características da dependência linear do fumarato de bisoprolol são listadas na tabela 5. Os resultados mostram que existe uma relação fenomenal entre a área do pico e a concentração do fármaco na curva de calibração.

Quadro 4: Determinação cromatográfica das soluções modelo de fumarato de bisoprolol

Model Solutions	Assigned API content, X_i (%)	S_i Parallel measurements	Average S_i	RSD_i,, %	Found content of API, Y_i (%)
1	69.93	774.132	774.241	0.03	71.31
		774.227			
		774.029			
		774.594			
		774.221			
2	80.92	879.099	878.074	0.13	80.88
		878.136			
		879.243			

		877.213			
		876.681			
3	89.91	978.703	978.326	0.11	90.11
		976.504			
		978.890			
		978.484			
		979.049			
4	94.91	1036.698	1036.192	0.16	95.44
		1037.089			
		1033.310			
		1036.406			
		1037.456			
5	99.90	1080.720	1080.323	0.03	99.51
		1079.984			

		1080.441			
		1080.173			
		1080.298			
6	104.90	1153.316	1153.601	0.04	106.26
		1154.312			
		1153.254			
		1153.666			
		1153.455			
7	111.89	1209.429	1209.479	0.06	111.40
		1209.652			
		1209.619			
		1210.412			
		1208.281			
8	120.88	1332.491	1331.349	0.06	122.63

		1330.725			
		1331.603			
		1331.185			
		1330.739			
		1407.595			
		1409.233			
		1407.299			
		1407.680			
9	130.87	1407.949	1407.951	0.05	129.68
		1086.486			
		1085.791			
		1084.526			
		1085.396			

*Média de injecções em triplicado

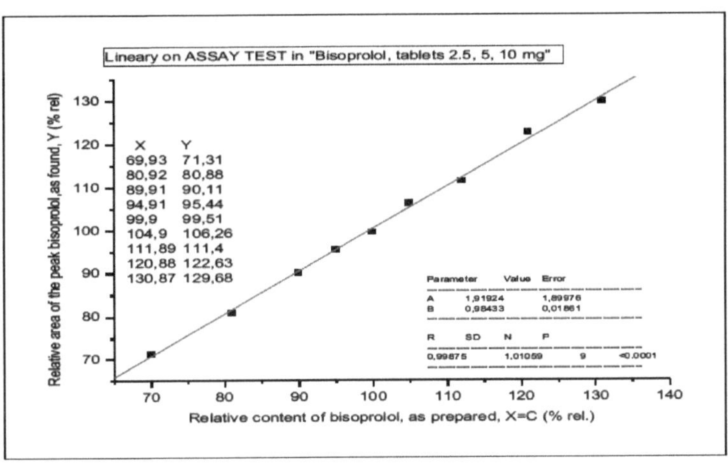

Fig 3: Gráfico de calibração do fumarato de bisoprolol

Quadro 5: Características da dependência linear do fumarato de bisoprolol

The name of the quantity	Value	Criteria for the parameters of linear dependence *(according to*

		SPU 1.2, p. 85)
B	0.98433	
s_B	0.01861	
A	1.91924	≤ 2.56
s_A	1.89976	
s_R	1.01059	
s_R/B	1.02614	≤ 1.27
R	0.99875	≥ 0.997789

Os resultados obtidos foram processados pelo método dos mínimos quadrados. O coeficiente de correlação do fumarato de bisoprolol (r^2) foi registado como 0,99875, o que indica que o método foi bem linear para as respostas de concentração versus área de pico. Os resultados indicam uma elevada sensibilidade do método de HPLC proposto.

Especificidade

Os excipientes dos comprimidos habitualmente utilizados não interferiram com o método proposto. Os resultados da especificidade estão tabelados no Quadro 6. Além disso, os picos bem formados indicam também a especificidade do método.

Quadro 6: Estudo de especificidade

Name of the solution	Retention time (t_R) min
mobile phase	No peaks
placebo	No peaks
bisoprolol fumarate 0.5 mg/ml	2.09

Exatidão e precisão

A precisão intradiária e interdiária, representada por valores de % RSD inferiores a 2%, assegura claramente que este método foi considerado bastante exato e reprodutível, como indicado nos quadros 7 e 8. O método da adição padrão foi efectuado a níveis de 70 %, 80 %, 90 %, 100 %, 110 %, 120 % e 130 %, conforme ilustrado no quadro 9. A percentagem de RSD foi inferior a 2 %, o que comprova a elevada repetibilidade do novo método.

Quadro 7: Resultados da precisão do sistema

Sample	Concentration (µg/ml)	Peak area	Injection no.	RSD, %
Bisoprolol	0.1	1086.213	1	
		1086.486	2	
		1085.791	3	0.07
		1084.526	4	
		1085.396	5	

*Cada valor é representado como uma média±DP de 4 observações (n=4), DP: Desvio Padrão, DPR: Desvio-padrão relativo, #Critérios de aceitação<2,0.

Quadro 8: Dados da precisão intradiária e interdiária do fumarato de bisoprolol

Dia	Precisão intra-dia		Precisão inter-dia	
	Média	**R.S.D %**	**Média**	**R.S.D %**
1	99.82	0.311	100.76	0.364
2	100.41	0.647	99.27	0.390

3	100.82	0.336	100.53	0.572

*Cada valor é representado como uma média±DP de observações, DP: desvio padrão, RSD: Desvio-padrão relativo #Critérios de aceitação<2,0

Quadro 9: Avaliação da exatidão do método de HPLC proposto

Model Solutions	The amount of bisoprolol fumarate, %		Found,% to predetermined, $Z_i = (Y_i/X_i)\cdot 100\%$
	Predetermined quantity, $X_i=(m_i/m_{rs})$ $100\ \%$	Found quantity, $Y_i=(S_i/S_{rs})\ 100\ \%$	
1	69.93	71.31	101.98
2	80.92	80.88	99.95
3	89.91	90.11	100.22
4	94.91	95.44	100.56
5	99.90	99.51	99.60
6	104.90	106.26	101.30

7	111.89	111.40	99.56
8	120.88	122.63	101.44
9	130.87	129.68	99.09
Average, *Z*, %			100.41
Standard deviation, S_{z}, %			0.98
Confidence interval of convergence of results (actual) $\Delta = t(95\%,8)\cdot S_z = 1.8595\cdot S_z, \%$			1.82
Critical value for the convergence of results $\Delta \leq max\Delta_{As} = 2.4\%$			Performed (1.82< 2.4)
Systematic error $\delta = \lvert Z - 100 \rvert, \%$			0.41
Criterion of significance of systematic error $\delta \leq max\, \delta\%$			Performed (0.41 < 0.77)
The general conclusion about the technique:			Correct

*Média de injecções em triplicado

Relativamente à exatidão, foi adicionada uma quantidade conhecida do medicamento padrão à quantidade fixa de solução de amostra pré-analisada. A percentagem de recuperação foi calculada comparando a área antes e depois da adição do fármaco padrão. Estes dados mostraram que o método proposto era exato e preciso para a determinação do fumarato de bisoprolol em medicamentos. O valor elevado das recuperações obtidas para o bisoprolol indica que o método proposto foi considerado exato.

LOD e LOQ

Os valores de LOD e LOQ são apresentados na tabela 10.

Tabela 10: LOD e LOQ do método HPLC proposto para o fumarato de bisoprolol

Limite de deteção (LOD)	0,4825 µg/ml
Limite de quantificação (LOQ)	1,4621 µg/ml

O método desenvolvido revelou-se de elevada sensibilidade com LOD e LOQ de 0,4825 e 1,4621 µg/ml, respetivamente. Os resultados de LOD e LOQ confirmam a sensibilidade do método proposto.

Robustez

Os resultados do estudo de robustez são apresentados no quadro 11.

Quadro 11: Robustez do método de HPLC proposto para o fumarato de bisoprolol

Parâmetro	Optimizado	Usado	Tempo de retenção (min)	Observação
Caudal (±0,2 ml/min)	1,4 ml/min	1.2 ml/min	2.11	Robusto
		1.4 ml/min	2.09	Robusto
		1.6 ml/min	2.09	Robusto
Comprimento de onda de deteção (±5 nm)	226 nm	221 nm	2.10	Robusto
			2.09	Robusto

		226 nm 231 nm	2.11	Robusto
Composição da fase móvel (acetonitrilo: solução tampão de fosfato pH 7,0) (±0,5 %) v/v	25:75 v/v	30:70 v/v 25:75 v/v 20:80	2.12 2.09 2.11	Robusto Robusto Robusto

A robustez foi avaliada através de pequenas alterações deliberadas dos parâmetros do método, como o caudal (± 0,2 ml/min), o comprimento de onda de deteção (± 5 nm) e a composição da fase móvel (± 0,5 %). Os valores de % RSD da robustez, que são inferiores a 2 %, revelam que o método proposto é robusto. Os resultados da robustez indicam que, apesar de as pequenas alterações das condições não afectarem significativamente o tempo de retenção do fumarato de bisoprolol.

Análise de comprimidos

O método desenvolvido e validado foi aplicado com êxito na determinação do fumarato de bisoprolol na sua forma de dosagem em comprimidos. O resultado do ensaio mostra que a quantidade do fármaco estava em excelente concordância com o valor rotulado da formulação, conforme ilustrado na Tabela 12.

Quadro 11: Resultados da análise do fumarato de bisoprolol

S. No	Formulation	Labelled amount, mg/tablet	Amount found, mg/tablet	Mean % assay±SD	% RSD
1	Bisoprolol tablets	5	4.98	99±1	0.100

*Média de 5 determinações; DP: desvio-padrão; DPR: desvio-padrão relativo.

CONCLUSÃO

Desenvolvemos métodos TLC de identificação do bisoprolol em produtos farmacêuticos. Verificámos que a identificação do bisoprolol por TLC utilizando uma sensibilidade de todos os solventes investigados. Foi estabelecido que o Rf mais ótimo foi observado utilizando fases móveis para o bisoprolol: amoníaco (25%)-propanol (30: 70). O limite de deteção do bisoprolol neste sistema é de 0,4 mcg. O estudo de validação das características tanto de especificidade como de adequação do sistema cromatográfico confirmou que estas satisfazem os requisitos de elegibilidade no âmbito da SPU.

Em conclusão, foi desenvolvido e validado um método de HPLC rápido, simples, exato, sensível e preciso para a estimativa do fumarato de bisoprolol na sua forma de dosagem em comprimidos. A análise estatística dos resultados acima referidos demonstra obviamente que o método é adequado para a estimativa do fumarato de bisoprolol na forma de comprimidos sem qualquer interferência. O método proposto pode ajudar em estudos de investigação, no controlo de qualidade e em análises de rotina com menos recursos disponíveis. Os resultados do ensaio da formulação farmacêutica do método desenvolvido são altamente fiáveis e reprodutíveis e estão em boa concordância com a alegação do rótulo do medicamento.

REFERÊNCIAS

1. http://www.druglib.com

2. Ulu ST, Kel E. Determinação espectrofotométrica do bisoprolol em preparações farmacêuticas por reacções de transferência de carga. Opt Spektrosk. 2012;112:864-7.

3. Kumbhar ST, Shinde PP, Shinde DB, Solankar PB.Método espetrofotométrico visível para a estimativa de bisoprolol a partir da sua formulação a granel e em comprimidos.Asian J Pharm Clin Res. 2013;6:103-5.

4. Kakde RB, Kotak VH, Barsagade AG, Chaudhary NK, Kale DL. Método espetrofotométrico para a estimativa simultânea de besilato de amlodipina e fumarato de bisoprolol em preparações farmacêuticas. Research J Pharm Tech 2008; 1: 513-515.

5. Sahu R, Patel VB. Estimativa espectrofotométrica simultânea de hidroclorotiazida e fumarato de bisoprolol em formas de dosagem combinadas. Indian J Pharm Sei 2006; 68: 764767.

6. Arjun G, Sathis KD, Bindu MB, Naga MM, Ramalingam R, RavinderNath A. Um método HPLC simples para a quantificação do

fumarato de bisoprolol na forma de dosagem de comprimidos. Indian Drugs. 2009;46:39-42.

7. Yadav SS, Rao JR. Simultaneous HPTLC analysis of bisoprolol fumarate and hydrochlorthiazide in pharmaceutical dosage form. Int J Pharm Pharm Sei. 2013;5:286-90.

8. Joshi SJ, Karbhari PA, Bhoir SI, Bindu KS, Das C. RP- HPLC method for simultaneous estimation of bisoprololol fumarate and hydrochlorothiazide in tablet formulation. J Pharm Biomed Anal.2010;52:362-71.

9. Shaikh S, Thusleem OA, Muneera MS, Akmal J, Kondaguli AV, Ruckmani K. Um método simples e rápido de cromatografia líquida de alta eficiência para a determinação do fumarato de bisoprolol e da hidroclorotiazida numa forma de dosagem de comprimido.J Pharm Biomed Anal. 2008;48:1055-7.

10. Patel LJ, Suhagia BN, Shah PB, Shah RR. Estimativa simultânea de bisoprololfumarato e hidroclorotiazida na forma de dosagem de comprimidos pelo método RP-HPLC.Indian J Pharm Sei. 2006;68:635-8.

11. Vora D, Kadav A. Development and validation of a simultaneous HPLC method for estimation of bisoprolol fumarate and amlodipine besylate from tablets. Indian J Pharm Sei. 2008; 70:542-6.

12. Bozal B, Gumustas M, Dogan-Topal B, Uslu B, Ozkan SA.Determinação simultânea totalmente validada de bisoprololfumarato e hidroclorotiazida nas suas formas de dosagem utilizando diferentes métodos analíticos voltamétricos, cromatográficos e espectrofotométricos! AOAC Intemational.2013; 96:42-51.

13. Yuliya Kondratova, Liliya Logoyda, Yuliia Voloshko, Ahmed Abdel-Megied, Dmytro Korobko, Yuriy Soroka. Desenvolvimento e validação do método HPLC-DAD para a determinação de bisoprolol em formas de dosagem de comprimidos. Int J Appl Pharm 2017; 9(6): 54-59.

14. Logoyda Liliya. Desenvolvimento e metodologia para a estimativa de bisoprolol em produtos farmacêuticos. Química médica e clínica 2017; 2: 34-37.

15. ICH Q2 (Rl), Validação de procedimentos analíticos, Texto e metodologia. Conferência Internacional sobre Harmonização, Genebra;

2005. p. 1-17.

16. Patel R, Patel M, Dubey N, Dubey N, Patel B. Desenvolvimento e validação do método HPTLC: estratégia para minimizar as falhas metodológicas. J Food Drug Anal 2012;20:561-71.

17. Ravisankar P, Naga Navya Ch, Pravallika D, Navya Sri D. Uma revisão sobre a validação passo-a-passo do método analítico. IOSRJPharm2015;5:7-19.

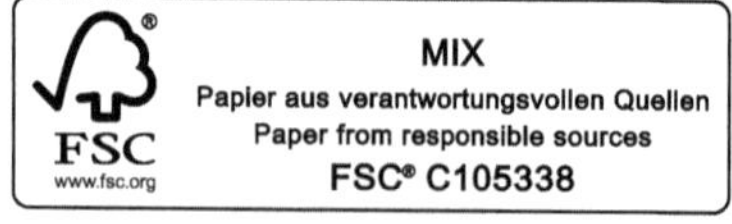

Printed by Books on Demand GmbH, Norderstedt / Germany